Der Weichselzopf.

Ein Beitrag

zu

seiner Statistik und Geschichte.

Mit Beziehung auf Dr. Beschorner's Schrift:

„der Weichselzopf nach statistischen und physiologischen Beziehungen dargestellt".

Herausgegeben

von

Dr. Karl Weese,

Königl. Preufs. Sanitätsrath und Physikus des Thorner Kreises.

(Aus dem Magazin für die gesammte Heilkunde Bd. LXIV. Hft. 1. besonders abgedruckt.)

Berlin,

bei G. Reimer

1845.

Herr Dr. Beschorner (Director der Irren-Heil-Anstalt zu Owinsk im Grofsherzogthum Posen) hat sich das grofse Verdienst erworben, durch die Bekanntmachung der Resultate einer von ihm veranlafsten Zählung der mit Weichselzopf behafteten Personen im Grofsherzogthum Posen das erste Licht in die bis dahin höchst mangelhafte Statistik dieses Uebels zu bringen, und zugleich sind die Folgerungen, welche aus diesen Resultaten ganz ungesucht auch für die pathologische Würdigung des Trichoms sich ergeben, von solcher Bedeutung, dafs sich mit einiger Sicherheit das Ende des langen Streites über die Natur dieses räthselhaften Gebildes als nahe bevorstehend erwarten läfst.

Es konnte nicht fehlen, dafs die genannte Schrift die Aufmerksamkeit nicht nur der zunächst mit den Wohnsitzen des Weichselzopfes in steter Berührung befindlichen Aerzte, sondern auch der öffentlichen Verwaltung erregte, und wir glauben nicht zu irren, wenn wir die Veranlassung zu der ganz neuerlich auf Anordnung der höchsten Medicinalbehörde durch die Regierungen bewirkten Sammlung von Materialien zu einer Statistik des Weichselzopfes im Preufsischen Staate den Verdiensten des Verfassers mit beizählen.

Seit langer Zeit aus innerem, wie äufserem Bedürfnifs dem Studium des Weichselzopfes zugewendet, daher vertraut mit der sehr umfangreichen, innerlich aber in der That höchst dürftigen Literatur dieses Uebels, an dessen Ansprüchen auf den Namen einer eigenthümlichen Krankheitsspecies wir je länger je mehr irre geworden waren, konnte uns nichts erwünschter sein, als eine Maafsregel, geeignet, die von dem Verfasser so rühmlich gebrochene Bahn für eine bessere Verständigung zu erweitern, zu ebenen und zu vervollständigen. Als uns daher gegen Ende des vorigen Jahres der officielle Auftrag ward, im Einvernehmen mit der Verwaltungs-Behörde eine genaue Zählung der mit Weichselzopf behafteten Personen im hiesigen Kreise zu veranlassen, und das gesammelte Material einer wissenschaftlichen Bearbeitung zu unterwerfen, nahmen wir uns das Beschorner'sche Werk um so lieber zum Muster, als dasselbe sich eben so sehr durch klare Anordnung und sichere Bewältigung des Stoffes, wie durch ruhigen Gang der Untersuchung auszeichnet, diese letztere auch überdies nur dann mit Sicherheit bestätigt oder widerlegt werden konnte, wenn wir die unsrige möglichst parallel neben ihr fortschreiten liefsen.

Es wurden demnach, wie dort, die Materialien in tabellarischer Form von jedem einzelnen Orts-Vorstande eingefordert und in diesen Tabellen jeder einzelne Fall nach Namen, Geschlecht, Alter, Geburtsort, Volksstamm, Religion, Stand, Dauer des Uebels, Farbe des Kopfhaars, Form des Weichselzopfes aufgeführt, in einer besonderen Colonne aber Bemerkungen über besondere Art, Gestalt und Gröfse der *Plica*, über den Gesundheitszustand der Behafteten vor, bei und nach dem Ausbruch des Weichselzopfes, so wie über die localen Volksmeinungen hinsichtlich des Zustandekommens und der Behandlung desselben abgegeben.

Hierbei war nun von vorn herein, da das Geschäft der Anfertigung dieser Tabellen durchweg in die Hände der Laien gelegt werden mufste, zum grofsen Theil aber noch obenein den der Mehrzahl nach wenig gebildeten Wirthschaftern und Dorfschulzen anheimfiel, aufserdem auch die Zurückhaltung vieler Behafteten aus den mittleren und höheren Ständen Hindernisse für die Ermittelung voraussehen liefs, weder auf numerische Vollständigkeit, noch auf exacte Zuverlässigkeit der einberichteten *Data* zu rechnen. Dennoch hat die Zählung auch unter diesen Umständen zu einem numerischen Resultate geführt, welches mit grofser Wahrscheinlichkeit zu der Voraussetzung berechtigt, dafs ihr nur wenige Fälle entgangen sein dürften.

Die Zahl der ermittelten, mit Weichselzopf behafteten Personen beläuft sich nämlich bei einer auf 20,54 Quadratmeilen zerstreuten Bevölkerung von 44,906 Einwohnern auf 1,034. Sie übertrifft folglich diejenige in den, durch die höchste Frequenz des Uebels ausgezeichneten Kreisen des Grofsherzogthums, Wągrowiec, Schubin und Inowraclaw sehr bedeutend, die des letzteren Kreises z. B., der sich seiner unmittelbaren Nachbarschaft halber am meisten zu einer Vergleichung mit dem unsrigen eignet, fast um das Vierfache, wenn man erwägt, dafs sein Flächenraum doppelt so grofs ist, als der Umfang des Thorner Kreises. Indessen wollen wir nicht übersehen, dafs die Zählung, welche den Beschorner'schen Untersuchungen zum Grunde gelegt worden ist, nur auf Nachrichten beruht, welche dem guten Willen abgewonnen wurden, und dafs eine wiederholte, unter officieller Autorität abgehaltene Aufnahme aller Wahrscheinlichkeit nach in numerischer Beziehung ganz andere Resultate herbeiführen dürfte. Uebrigens entspringt aber glücklicherweise, wie schon Beschorner bemerkt, der Hauptwerth der Zählung nicht aus der numerischen Vollständigkeit derselben, sondern bei weitem mehr aus der Ermittelung der verschiedenen Beziehungen und Verhältnisse der gezählten Fälle unter einander und aus ihrer comparativen Zusammenstellung.

Und hier tritt uns, vergleichen wir die Resultate der hiesigen Zählung mit denen, die man nach Beschorner im Großherzogthum Posen erhalten hat, sogleich eine überraschende, bis auf geringfügige Bruchtheile in den Procenten zutreffende Uebereinstimmung entgegen. Natürlich werden auch die Folgerungen, die sich aus den numerischen Verhältnissen ergeben, denen des mehrgenannten Schriftstellers ziemlich parallel gehen, und dadurch die Anfechtung zahlreicher Irrthümer in den bisherigen Ansichten über den Weichselzopf hervorrufen.

Wir wollen nun, um diese zwiefache Uebereinstimmung näher darzulegen, den Gang der Beschorner'schen Untersuchung in ihrem allgemeinen Theil Schritt vor Schritt verfolgen. In dem speciellen werden wir uns vielleicht einige, durch die Beschaffenheit des uns vorliegenden Materials bedingte, nicht wesentliche Abweichungen erlauben, und am Schlusse dieser Arbeit mit einem Rückblick auf die Geschichte des Weichselzopfes unser eigenes Glaubensbekenntniſs über das Wesen dieser Volksplage hinzufügen.

Nach der zu Ende des Jahres 1843 aufgenommenen Seelenliste belief sich die Bevölkerung des Thorner Kreises (dessen Oberfläche nach officiellen Mittheilungen 20,54 Quadratmeilen beträgt) auf 44,906 Individuen, worunter nach dem Religionsbekenntniſs 19,312 Evangelische, 24,533 Katholiken, 2 griechische Christen, 173 Mennoniten und 886 Juden. Davon kommen auf die Stadt Thorn 9,383 Einwohner (4810 Evangelische, 4194 Katholiken, 379 Juden), auf die Stadt Culmsee 1631 Einwohner (488 Evangelische, 939 Katholiken, 204 Juden), auf die beiden Marktflecken Kowalewo und Podgórz mit den übrigen ländlichen Ortschaften 33,892 Einwohner (14,014 Evangelische, 19,400 Katholiken, 2 griechische Christen, 173 Mennoniten und 303 Juden).

Die Nationalität ist bei den bisherigen Volkszählungen nicht berücksichtigt worden; wir glauben uns jedoch nicht weit von der Wahrheit zu entfernen, wenn wir den Evangelischen, welche durchweg dem deutschen Volksstamm angehören, etwa noch 1000 deutsche Katholiken und sämmtliche Mennoniten hinzurechnen, den übrig bleibenden Katholiken aber, welche dann durchgängig slavischer Abkunft zu erachten sind, die beiden griechischen Christen (Russen) beizählen. Das Populationsverhältnifs nach Volksstämmen würde sich dann auf 20,485 Einwohner deutscher, 23,535 slavischer und 886 jüdischer Abkunft stellen.

Die Zählung der mit Weichselzopf behafteten Personen hat im Decbr. 1843 und Januar 1844 also fast gleichzeitig mit der allgemeinen Volkszählung Statt gefunden und nachstehende Resultate geliefert, an deren Spitze wir der leichteren Uebersicht halber nach Beschorner's Beispiel folgende statistische Tabelle aufrichten.

Landräthlicher Kreis	Benennung der Orte	Geschlecht		Alter								Volksstamm			Religion			Wohnsitz		Stand			Gesammtzahl der Individuen
		männlich	weiblich	bis 5 Jahre	von 5—10 Jahren	von 10—20 Jahren	von 20—30 Jahren	von 30—40 Jahren	von 40—50 Jahren	von 50—60 Jahren	über 60 Jahre	deutsch	slavisch	jüdisch	evangelisch	katholisch	mosaisch	Städtebewohner	Landbewohner	höherer	mittlerer	niederer	
Thorn	a) Städte																						
	Thorn	6	19	2	1	--	3	—	2	8	9	5	19	1	3	21	1	25	—	—	3	22	25
	Culmsee	7	9	6	1	1	—	3	1	—	4	1	15	—	1	15	—	16	—	—	—	16	16
	b) Marktflecken Kowalewo Podgórz c) Plattes Land	433	560	252	105	60	104	105	142	124	101	309	675	9	306	678	9	—	993	—	128	865	993
	Summa	446	588	260	107	61	107	108	145	132	114	315	709	10	310	714	10	41	993	—	131	903	1034

Hiernach ergiebt sich die Hauptsumme von 1034 Weichselzopffällen für den ganzen Kreis, und daraus resultirt ein Verhältnifs des Weichselzopfes zur Gesammtbevölkerung, wie 1 : $43\frac{444}{1034}$. Für die Stadt Thorn stellt sich dasselbe wie 1 : $375\frac{8}{28}$; für die Stadt Culmsee wie 1 : $101\frac{1}{16}$ oder nahe wie 1 : 102, für das platte Land und die ihm ganz gleichstehenden Marktflecken, wie 1 : $34\frac{140}{993}$.

Die Frequenz des Weichselzopfes erscheint schon hier in einem umgekehrten Verhältnifs zur Höhe der von seinen Pflegern erreichten Kulturstufe, und wir werden später Gelegenheit haben, zu zeigen, dafs nicht etwa ein besonderes Vorherrschen des deutschen Volksstammes in den Städten auf die bedeutende Differenz in den oben eruirten Proportionen influire.

Beschorner giebt das Verhältnifs der Gesammtbevölkerung des Grofsherzogthums Posen zu den vorgefundenen Zopfträgern wie $231\frac{3313}{5327}$: 1 an. Allein er selbst bemerkt, dafs ihm genaue Bevölkerungslisten aus der neuesten Zeit nicht vorlagen. Aufserdem hat in mehreren Kreisen die Zählung der Weichselzopffälle gar nicht, in anderen, nach seinem eigenen Geständnifs, nur unvollkommen stattgefunden. Wir haben schon oben die Vermuthung ausgesprochen, dafs sie nirgends so vollständig, wie im hiesigen Kreise unter amtlicher Autorität geschehen ist, ausgeführt worden sein möchte, und müssen daher von einer Vergleichung unserer Resultate mit den seinigen in Beziehung auf das Verhältnifs des Weichselzopfes zur Gesammtbevölkerung sowohl, als zu derjenigen einzelner Kreise des Grofsherzogthums abstrahiren. — In der That kommt aber auch, wie wir schon Gelegenheit hatten, dem genannten Schriftsteller nachzubemerken, nicht viel darauf an, da sich die interessanteren Vergleichungspunkte aus der gegenseitigen Beziehung der ermittelten Fälle zu einander und aus ihrem Verhältnifs zu den verschiedenen Standpunkten in der Gesellschaft ergeben werden.

Verfolgen wir die vorstehende Tabelle nach ihren fortlaufenden Rubriken, so ergiebt sich zunächst für das Verhältnifs des Weichselzopfes zu dem Geschlechte der damit Behafteten folgendes Resultat. Unter den 1034 durch die Zählung ermittelten Fällen befinden sich 446 dem männlichen und 588 dem weiblichen Geschlecht angehörige Individuen, folglich $43\frac{138}{1034}$ Proc. Männer und $56\frac{896}{1034}$ Proc. Weiber.

Beschorner hat als Resultat der Gesammtzählung 46 Proc. Männer und 54 Proc. Weiber gefunden, und damit die Ansicht de la Fontaine's und anderer Schriftsteller, dafs das männliche Geschlecht der *Plica* häufiger unterworfen sei, als das weibliche, widerlegt.

Die Rubrik Lebensalter liefert für das Alter

bis zu 5 Jahren	260	Fälle oder	$25\frac{150}{1034}$	Proc.
von 5 bis 10 Jahren	107	- -	$10\frac{360}{1034}$	-
- 10 - 20 -	61	- -	$5\frac{930}{1034}$	-
- 20 - 30 -	107	- -	$10\frac{360}{1034}$	-
- 30 - 40 -	108	- -	$10\frac{460}{1034}$	-
- 40 - 50 -	145	- -	$14\frac{24}{1034}$	-

von 50 bis 60 Jahren 132 Fälle oder $12\frac{192}{1084}$ Proc.
über 60 Jahre 114 - - $11\frac{26}{1084}$ -

Hierdurch werden die, in ähnlicher Beziehung von Beschorner aufgestellten Resultate vollkommen bestätigt. Wie bei ihm, erscheint auch hier das zarteste Kindesalter am meisten, nächst diesem aber das Lebensalter von mehr als 40 Jahren für den Weichselzopf disponirt, und noch auffälliger tritt diese Disposition hervor, wenn man die Anzahl der Weichselzöpfigen in den genannten Altersstufen mit der Summe der ganzen Bevölkerung innerhalb derselben Lebensalter vergleicht. Nach der letzten Volkszählung vom Ende des Jahres 1843 belief sich nehmlich die Zahl der Kinder beiderlei Geschlechts bis zu 5 Jahren auf 7642, die der Greise und Greisinnen über 60 Jahre auf 2084 Individuen. Sonach käme bei den Kindern auf je $29\frac{102}{260}$, bei den Greisen auf je $18\frac{32}{114}$ Personen ein Fall von Weichselzopf, während wir weiter oben das Verhältnifs des letzteren zur Gesammtbevölkerung wie 1 : $43\frac{444}{1034}$ ermittelt hatten. In den Altersklassen von 5 bis 10, von 20 bis 30 und von 30 bis 40 Jahren ist das Verhältnifs der Frequenz nach Procenten berechnet fast übereinstimmend gleich. Am mindesten aber disponirt zeigt sich die dritte Altersklasse von 10 bis 20 Jahren und wir müssen dem mehrgenannten Autor beipflichten, wenn er diese Wahrnehmung durch die, mit der geschlechtlichen Entwickelung zusammenfallende gröfsere Gefallsucht und Kultur des Körpers bei beiden Geschlechtern erklärt, zugleich aber ältere

Behauptungen von dem innigen Zusammenhange zwischen der Bildung des Weichselzopfes und der Geschlechtsevolution entschieden zurückweiset, wollen jedoch auch der gerade dieses Alter beherrschenden Schule mit ihrem Einflufs auf körperliche Sauberkeit nicht ganz vergessen.

Nach den Volksstämmen geordnet gehören von den 1034 aufgezählten Fällen

315 dem deutschen,
709 dem slavischen, und
10 dem jüdischen an.

Es kommen also auf je 100 Fälle

$30\frac{480}{1034}$ deutscher,
$68\frac{588}{1034}$ slavischer, und
$0\frac{1000}{1034}$ jüdischer Individuen,

oder, wenn man das Verhältnifs der Behafteten zu der Summe der adäquaten Bevölkerung in's Auge fafst, je ein Fall auf

65 Individuen deutscher,
33 - slavischer, und
88 - jüdischer Herkunft.

Ganz entschieden springt nun zwar auch hier, wie bei Beschorner, die überwiegende Frequenz des Weichselzopfes bei der slavischen Bevölkerung hervor, indessen ist dieselbe bei weitem nicht so auffällig, als bei jenem Schriftsteller, der uns auf je 100 Fälle von Weichselzopf $9\frac{4}{5}$ deutsche, $84\frac{3}{5}$ slavische und $5\frac{3}{5}$ jüdische Individuen, oder unter 730 Deutschen, 171 Slaven und 264 Juden je einen Fall von *Plica* nachweiset. Diese Abweichung mag ihre Erklärung theils darin finden, dafs diesen letzteren Zahlenverhältnissen ein umfangreicheres Material zum Grunde liegt, theils aber darin, dafs der deutsche Volksstamm im hiesigen Kreise fast eben so zahlreich, wie der slavische ist, dafs ferner der Weichselzopf sich seit den letzten 20 Jahren gerade ungewöhnlich häufig unter den deutschen Landbewohnern verbreitet hat, und dafs endlich die jüdische Bevölkerung verhältnifsmäfsig zu der gleichnamigen im Grofsherzogthum Posen sehr unbedeutend erscheint.

Was das Verhältnifs des Weichselzopfes zu den Religionsbekenntnissen betrifft, so finden wir in der aufgestellten Tabelle 310 Evangelische, 714 Katholiken und 10 Juden als mit der *Plica* Behaftete verzeichnet, folglich

$29\frac{1014}{1034}$ Proc. Evangelische,
$69\frac{54}{1034}$ - Katholiken und
$0\frac{1000}{1034}$ - Juden.

Nun wollen sich die geneigten Leser erinnern, dafs wir auf Grund der Volkszählung vom Ende des Jahres 1843 die evangelische Bevölkerung auf 19,312, die katholische auf 24,533 und die jüdische auf 886 Seelen angegeben haben. Den Evangelischen müssen wir aber noch 173 Mennoniten zurechnen, weil bei der Zählung der Weichselzopfe versäumt worden ist, für diese Religionssecte eine besondere Colonne in den Ortslisten auszuwerfen und daher die in ihrem Bereich vorgekommenen Fälle den Evangelischen haben zugetheilt werden müssen. Dadurch stellt sich die evangelische Bevölkerung auf 19,485 Individuen und es trifft daher ein

Fall von Weichselzopf auf $62\frac{335}{310}$ evangelische, $34\frac{357}{714}$ katholische und $88\frac{6}{10}$ mosaische Glaubensgenossen.

Das überwiegend ungünstige Verhältnifs der katholischen Bevölkerung zu der trichomatischen Plage erklärt sich, wie auch Beschorner ganz richtig geltend macht, hauptsächlich aus dem Umstande, dafs dieser Theil der Kreiseinsassen fast durchgängig dem slavischen Volksstamme angehört. Dafs aber dieses Verhältnifs hier dennoch bedeutend geringer erscheint, als in den Aufstellungen des genannten Autors, die uns für die Frequenz des Weichselzopfes im Grofsherzogthum Posen nur $8\frac{1}{5}$ Procent Evangelische, dagegen $86\frac{1}{5}$ Proc. Katholiken und $5\frac{3}{5}$ Proc. Juden nachweisen, dies findet seine Deutung in denselben Umständen, welche bereits am Schlusse des vorigen Abschnittes von uns erörtert worden sind. Wenn, wie dereinst zu erwarten steht, die Resultate der statistischen Untersuchungen über die Verbreitung des Weichselzopfes in der ganzen Provinz Preufsen und nächstdem die vervollständigten Ermittelungen aus der Provinz Posen der Oeffentlichkeit Preis gegeben sein werden, dürfte sich für die evangelische oder, was ziemlich gleichbedeutend ist, für die germanische Bevölkerung der ersteren noch eine geringere Sympathie für den Weichselzopf herausstellen, als man sie von Beschorner für die gleichnamige im Grofsherzogthum nachgewiesen findet. Denn es ist zu vermuthen, dafs da, wo zwei verschiedene Volksstämme so im Gemenge zusammenwohnen, dafs sie sich gewissermafsen amalgamiren, auch ihre nationellen Eigenthümlichkeiten, unter diesen Aberglaube und Vorurtheil, einen leichteren gegenseitigen Austausch finden mögen, während diese Gelegenheit anderwärts, wo bei einer gruppen- oder strichartigen Vertheilung (z. B. der Kaschuben im Danziger, der Masuren im Königsberger Regierungsbezirk) nur von einem Nebeneinanderwohnen die Rede ist, und sich genauere geographische Abgrenzungen wahrnehmen lassen, wenn nicht ganz abgeschnitten, so doch merklich beschränkt ist. *)

Die Beziehungen, in denen der Weichselzopf zu städtischem oder ländlichem Wohnsitz der damit Behafteten steht, sind schon oben als sehr auffallend bezeichnet worden. Von den 1034 gezählten Fällen gehören 41 den Städtebewohnern, 993 dagegen den Landbewohnern an, und dies giebt $3\frac{998}{1034}$ Proc. für die erste, und $96\frac{36}{1034}$ Proc. für die zweite Klasse der Kreiseinsassen, so weit dieselben dem Uebel unterworfen sind. Da ferner die städtische Bevölke-

*) Wir wollen aber schon hier bekennen, was weiter auszuführen sich später noch Gelegenheit darbieten wird, dafs wir ganz entschieden geneigt sind, dem nationellen Aberglauben und Vorurtheil nicht minder, als dies von Seiten Beschorner's geschehen ist, die Hauptrolle für die Hervorbringung und Verbreitung des Weichselzopfes zuzutheilen. Die Mennoniten im hiesigen Kreise liefern uns dafür ein schlagendes Beispiel. Noch vor 24 Jahren war die Plage der *Plica* unter dieser, nur die Weichselniederung bewohnenden Secte, der man eine Vernachlässigung der Reinlichkeit in Kleidung und Wohnung nicht vorwerfen kann, fast ganz unbekannt; jetzt giebt es kaum ein Haus, wo sie nicht anzutreffen wäre, und man kann

rung = 11,014, die ländliche aber = 33,892 ist, so treffen bei der ersteren je $0\frac{4100}{11014}$ Fall, bei den letzteren je $2\frac{31516}{33892}$ Fälle von Weichselzopf auf 100 Köpfe, oder mit anderen Worten, es kommt bei den Städtern auf je $268\frac{26}{41}$, bei den Landleuten dagegen auf je $34\frac{184}{493}$ Individuen ein Fall von Weichselzopf.

Für die Stadt Thorn stellt sich dieses Verhältnifs jedoch noch bedeutend günstiger, indem bei einer Bevölkerung von 9383 Einwohnern nur 25 Weichselzöpfe gezählt worden sind, somit erst unter $375\frac{8}{25}$ Individuen ein Fall vorgekommen ist, — für die Stadt Culmsee dagegen merklich schlechter, weil hier bei 1631 Einwohnern und 16 Weichselzöpfen schon auf $101\frac{15}{16}$ oder ganz nahe auf 102 Köpfe ein Fall von *Plica* gezählt werden mufs.

Ganz unverkennbar läfst sich hiernach eine, mit der zunehmenden Kultur ganz gleichen Schritt haltende Stufenfolge in der Frequenz des Weichselzopfes nachweisen, welche in absteigender Linie von

---

ihre Verbreitung mit ziemlicher Sicherheit von dem Einflusse eines einzigen, zuerst befallenen Familienhauptes, nicht etwa auf dem Wege der Ansteckung oder Vererbung, sondern auf dem des Beispieles nachweisen. Man weifs, wie starr und eigensinnig gerade diese Secte an Gebräuchen und Meinungen festhält, und nachdem sich bei einem der Ihrigen in Folge langwierigen Siechthums auf den guten Rath einer weisen Frau die Klatter (provinzielle Bezeichnung für die *Plica*) ausgebildet und er darin sein Heil gefunden hatte, konnten seine Vettern und Muhmen, als sie krank wurden, nicht umhin, des lieben Ohms Versuch nachzumachen, und siehe da, er wurde vom besten Erfolge gekrönt.

den Bewohnern des platten Landes zu denen der weniger oder mehr cultivirten Städte herabschreitet. Denn dafs hierbei nicht etwa das nationelle Element eine ausschliefsliche Rolle spielt, ergiebt sich sogleich, wenn wir die zur nationalen Abstammung in Beziehung stehenden Proportionen, wie sie weiter oben geschildert sind, mit denen vergleichen, die wir so eben hinsichtlich des Wohnsitzes gefunden haben. Im Allgemeinen berechnet kam nämlich, wie wir gesehen haben, bei der deutschen Bevölkerung auf 65, bei der slavischen auf 33, und bei der jüdischen auf 88 Individuen je ein Fall von Weichselzopf; hiernach hätten in der Stadt Thorn, wenn wir zu der durchgängig deutschen evangelischen Bevölkerung etwa noch 194 katholische Deutsche hinzurechnen, und somit die deutsche Bevölkerung dieser Stadt auf 5000, die slavische aber auf 4000 Individuen annehmen, $76\frac{60}{65}$ Fälle von Weichselzopf unter dem deutschen, $130\frac{10}{33}$ unter dem slavischen und $4\frac{27}{88}$ unter dem jüdischen Volksstamm vorkommen müssen; die statistische Tabelle zeigt uns dagegen *resp.* nur 3, 21 und 1. In Culmsee aber würden in gleicher Beziehung $7\frac{45}{65}$ deutsche, $28\frac{3}{33}$ slavische und $2\frac{31}{88}$ jüdische Weichselzopfträger zu erwarten gewesen sein; statt dessen zeigt uns die besagte Tabelle deren 1, 15 und 0. Die Bevölkerung dieser Stadt besteht übrigens zum gröfsten Theil aus Ackerbürgern, und es ist nicht uninteressant zu sehen, wie die Frequenz des Weichselzopfes bei dem slavischen Theil sich bereits so bedeutend der für diesen Volksstamm gültigen mittleren Proportion annähert.

Von den bei der Zählung nach Standesverhältnissen zum Grunde gelegten drei Klassen, einer höheren, mittleren und niederen, ist die erste aus auf der Hand liegenden Gründen ganz leer ausgegangen. Wenn wir indessen bekennen, dafs uns in einer 24jährigen Praxis nicht mehr als ein einziger Fall von Trichom unter den höheren Ständen vorgekommen ist, und dafs auch in diesem Falle noch der Weichselzopf seine Entstehung während einer langwierigen Nervenkrankheit nur der Berücksichtigung nationaler Vorurtheile verdankte, daher auch ohne allen Einflufs auf den Verlauf des Leidens blieb und ohne allen Nachtheil abgeschnitten wurde, so läfst sich schon mit einigem Rechte vermuthen, dafs diese Plage von den höheren Ständen im hiesigen Kreise in der That wenig oder gar nicht gepflegt wird.

Zu dem mittleren Stande sind in den Städten die minder gebildeten Handwerker und die kleineren Kaufleute, auf dem Lande auch die wohlhabenden Bauern, die kleinen Pächter und Wirthschafter, zu dem niederen aber die kleinen Ackerbesitzer und die Dienstboten aller Art, hierbei aber für den Mittelstand 131 oder $12\frac{692}{1034}$ Proc., für den niederen dagegen 903 oder $87\frac{142}{1034}$ Proc. behafteter Köpfe gezählt worden. Auch hier mahnen die sehr abweichenden Proportionen an den Einflufs der geistigen und körperlichen Kultur auf die Frequenz des Weichselzopfes; wir sind jedoch nicht im Stande, ihn hier näher nachzuweisen, weil uns die Einsicht in die allgemeinen Populationsverhältnisse der verschiedenen Standesklassen abgeht.

Beschorner knüpft nun an diese bisher untersuchten Verhältnisse in einem specielleren Theil seiner Schrift noch Betrachtungen über die Farbe und Beschaffenheit des Haares bei den mit *Plica* behafteten Personen, über die Formen des Weichselzopfes, seine Bestandtheile und Eigenschaften, das Zustandekommen und die Ursachen desselben, über die Zeiträume seines Bestehens und die durch sein Wachsthum bedingten Erscheinungen, über Gesundheits- und Leidens-Zustände der Behafteten, über die Erblichkeit und Contagiositätsfrage, über seine kritische Bedeutung, endlich über die Entfernungsarten desselben an, zieht dann das Hauptresultat seiner Untersuchungen, und beschliefst diese mit dem Ausspruche seiner Ueberzeugung, dafs die Möglichkeit der völligen Ausrottung des Weichselzopfes, sobald die Richtung der seinerseits dargelegten Ergebnisse sich erwiesen hat, nicht mehr zu bezweifeln sei.

So reich nun auch dieser Theil der Arbeit des Herrn Verfassers an Einzelnheiten und für die Beurtheilung des wahren Wesens der *Plica* wichtigen Erörterungen ist, so müssen wir unsrerseits doch darauf verzichten, diese Gegenstände mit gleicher Ausführlichkeit zu behandeln, theils weil die uns vorliegenden Special-Berichte des Materials dazu entbehren, theils weil wir, was die Consequenzen betrifft, fast durchgängig in den Fall kommen würden, die Aussprüche des Verf. zu wiederholen. Hat die officielle Autorität, unter welcher die Einsammlung der statistischen Nachrichten über den Weichselzopf in unserer Gegend ausgeführt worden ist, dem Anschein nach eine numerisch gröfsere Ergiebigkeit bedingt, so ist nicht zu verkennen, dafs dafür die Berichte, welche Beschorner durch Herrn von Minutoli dem guten Willen abgewonnen hatte, sich durch gröfseren Reichthum an Thatsachen auszeichnen, welcher voraussetzen läfst, dafs die einmal für die Sache gewonnenen Berichterstatter der Mehrzahl nach sich derselben mit desto gröfserer Liebe hingegeben haben. Darnach wolle denn der geneigte Leser unsere ferneren Beiträge zu dem Gegenstande der Untersuchung beurtheilen.

Einflufs der Haarfarbe auf die Entstehung des Weichselzopfes. Die Zählungsberichte weisen unter der Summe von 1034 mit der *Plica* behafteten Köpfen 985 nach, bei denen die Farbe des Haupthaares angemerkt worden ist. Unter diesen letzteren war dieselbe:

blond bei	563	oder	$57\frac{155}{985}$	Proc.
braun bei	170	-	$17\frac{255}{985}$	-
schwarz bei	196	-	$19\frac{885}{985}$	-
grau oder weifs bei	56	-	$5\frac{675}{985}$	-

Vergleicht man diese Resultate mit den analogen bei Beschorner, so findet sich auch hier eine merkwürdige Uebereinstimmung, die besonders für die Schwarzhaarigen schlagend ist, und in Beziehung auf die Braunhaarigen nur wenig abweicht. Merklicher sind dagegen die Verschiedenheiten hinsichtlich der Blonden und Altersgrauen, und zum Theil mögen sich dieselben daraus erklären, dafs möglicherweise gerade in hiesiger Gegend die blonde Haarfarbe die vorherrschende ist, wie wir denn in der That zu der Bemerkung genöthigt werden, dafs das Uebergewicht der einen oder der andern Haarfärbung in verschiedenen Provinzen verschieden zu sein scheint. Andrerseits darf aber auch in die Genauigkeit der Specialberichte einiger Zweifel gesetzt werden, denn obschon, namentlich bei den Landleuten, die dunklere Farbe des Haars oft bis in das spätere Alter unverändert bleibt, so wird doch auch bei vielen Personen der mittleren Altersstufen schon graues Haar angetroffen und das Mifsverhältnifs zwischen den aufgezählten Greisen (114 und, wenn man die Altersklasse von 50 bis 60 Jahren mit 132 Individuen hinzurechnet, sogar 246) und den vorgefundenen 56 Grau- und *resp.* Weifs-Köpfen ist gar zu grofs, als dafs es nicht einer oberflächlichen Untersuchung beigemessen werden sollte. In der That sind in den Specialberichten sehr häufig hochbejahrte Personen als blondhaarig bezeichnet; es mag daher öfters diese Farbe von den Ortsvorständen für gleichbedeutend mit der grauen genommen worden, und Aehnliches ihnen hinsichtlich der Bezeichnung von Dunkelblond und Braun begegnet sein.

Immer bleibt aber die überwiegende Frequenz des Weichselzopfes bei den blondhaarigen Individuen, die bei uns alle übrigen zusammengenommen noch stark übertrifft, eine auffallende Erscheinung, welche zum Theil mit dem Umstande, dafs die meisten Kinder diese Haarfarbe an sich tragen und gerade dieses Lebensalter vorzugsweise für die *Plica* prädisponirt erscheint, zum Theil aber auch mit der besonderen Beschaffenheit des blonden Haares überhaupt in Verbindung stehen dürfte, und alle die Consequenzen nach sich zieht, welche Beschorner daran geknüpft hat, die wir aber hier nicht wiederholen werden.

Form der Weichselzöpfe. Ueberall in den Zählungslisten ist nur das Kopfhaar Gegenstand der Erwähnung und kein einziger Fall bemerkt, wo der Weichselzopf an anderen behaarten Stellen des Körpers, z. B. an den Geschlechtstheilen oder in den Achselgruben, angetroffen worden wäre. Wegen theils gänzlich unterlassener, theils undeutlicher Bezeichnung der Form des Trichoms können nur 891 Fälle in Berücksichtigung genommen werden.

Von diesen gehörten:

zu der mützenförmigen	284,
zu der zopfförmigen	194,
zu der lockenförmigen	413,

was für die erste $31\frac{779}{891}$ Proc., für die folgende $21\frac{689}{891}$ Proc. und für die letzte Form $49\frac{314}{891}$ Proc. liefert.

Hiernach kam die lockenförmige, d. h. die zu vielen kleinen Zöpfchen gestaltete *Plica* am häufigsten, die zopfförmige, in einen einzigen oder nur wenige grofse Stränge zusammengedrehte dagegen am seltensten und die mützen- oder perückenförmige in mittlerer Frequenz vor, während bei Beschorner die zopfförmige als die frequenteste, und die lockenförmige als die mindest häufige auftritt. Der genannte Verf., welcher diese Resultate aus der ganzen Summe der, den gröfsten Theil des Grofsherzogthums umfassenden Zählung gezogen hat, erwähnt nicht, ob die einzelnen Kreise sich in Beziehung auf die beobachteten Formen der *Plica* durch wesentliche Differenzen ausgezeichnet haben. Wir sind daher nicht im Stande zu beurtheilen, ob die Verschiedenheit, die sich zwischen unseren Resultaten und den seinigen herausstellt, als Eigenthümlichkeit unserer Gegend zu bezeichnen, oder ob sie vielleicht in mangelhafter Aufmerksamkeit von Seiten unserer Berichterstatter zu suchen sei, deren Bemerkungen über besondere Eigenschaften der Form, als Gröfse, Dicke, Länge u. s. w. überdies so dürftig und selten sind, dafs sie zu einem näheren Eingehen hierauf keine Veranlassung geben. Uebrigens ist anerkanntermaafsen die Form des Weichselzopfes an sich für das Wesen desselben ohne sonderliche Bedeutung.

Bestandtheile und Eigenschaften des Weichselzopfes. Für dieses Thema fehlt es in den uns vorliegenden Specialberichten gänzlich an Stoff, wir können aber nach eigener Erfahrung Alles, was Beschorner über den Unterschied zwischen trockner und feuchter *Plica*, über die angeblichen Eigenthümlichkeiten der Feuchtigkeit bei der letzteren, über die Beschaffenheit der fremdartigen Stoffe, die man vielen Weichselzöpfen beigemengt findet, endlich über das Bluten der Haare bei diesen Gebilden beibringt, bestätigen und stellen auch die Richtigkeit seiner, die chemischen Eigenschaften der trichomatösen Haare und die gefahrlose Entwirrbarkeit derselben betreffenden, sehr nachahmungswerthen Versuche nicht in Zweifel.

Zustandekommen und Ursachen des Weichselzopfes. Die verbreitetste Meinung der niederen Volksklassen scheint den eingegangenen Berichten zufolge die zu sein, dafs er den damit behafteten Personen durch böse Menschen, theils vermöge zauberischer Mittel, theils im Wege der Beimischung gepulverter oder eingeweichter Weichselzöpfe in Speisen und Getränken beigebracht werde. Auch findet die Ansicht, dafs es eine Pflanze gebe, auf deren Genufs der Ausbruch des Weichselzopfes nach mehr oder weniger bedeutenden und langwierigen Krankheitszufällen erfolge, einige Vertreter, ohne dafs sie diese Pflanze näher zu bezeichnen im Stande gewesen sind. Andere Berichterstatter überweisen diese ätiologischen Ansichten geradezu dem Aberglauben und suchen die Ursachen der Entstehung des Weichselzopfes bald in der Unreinlichkeit des gemeinen Landvolks, bald in den warmen Kopfbedeckungen bei beiden Geschlechtern, bald in dem Genufs des Leinöls.

Nur wenige beschuldigen eine verdorbene Säftemasse, also Dyskrasie überhaupt, als Anlage für den Weichselzopf, oder erbliche Disposition, die sich zuweilen, eine Generation überspringend, von den Grofseltern auf die Enkel fortpflanze. Ebenso selten wird der Einflufs der Erkältung nach vorhergegangener Erhitzung genannt und nur in einem einzigen Berichte geschieht des Klima's als allgemeiner Ursache Erwähnung.

Ueber die Zeiträume des Bestehens der Weichselzöpfe und die durch ihr Wachsthum bedingten Erscheinungen. Das Alter der Haarverfilzung seit ihrer ersten Entstehung bei den Behafteten ist durch die Berichterstatter in 1013 Fällen, also mit ziemlicher Vollständigkeit vermerkt worden.

Hiernach hatte sie begonnen:

im Jahre 1843 in 138 Fällen oder bei $13\frac{631}{1013}$ Proc.,

im Jahre 1842 in 131 Fällen oder bei $12\frac{944}{1013}$ Proc.,

im Jahre 1841 in 107 Fällen oder bei $10\frac{570}{1013}$ Proc. und endlich

in früheren Jahren in 637 Fällen oder bei $62\frac{894}{1013}$ Proc.

Bei Beschorner liefern diese vier verschiedenen Klassen *resp.* $11\frac{1}{2}$, $16\frac{4}{5}$, 9, und $62\frac{4}{5}$ Proc. Der unbedeutende Unterschied in der ersten Abtheilung erklärt sich genügend daraus, dafs die Zählung dort in den Monaten April und Mai, bei uns aber im December stattgefunden hat, folglich hier eine verhältnifsmäfsig gröfsere Anzahl frischer Weichselzöpfe in Rechnung gestellt werden konnte. Die vierte Abtheilung bietet dagegen wiederum eine schlagende Uebereinstimmung dar.

Unter den frischen Weichselzöpfen vom Jahre 1843 befanden sich der Form nach sowohl mützenförmige als zopf- und lockenförmige; bei mehreren in der Entstehung begriffenen ist aber dieserhalb die Form gar nicht näher bezeichnet. Andeutungen über Umfang, Länge und sonstige Beschaffenheit dieser frischen trichomatischen Bildungen werden in den Zählungslisten vermifst. In der vierten, wie aus obiger Berechnung ersichtlich, bei weitem zahlreichsten Klasse befanden sich viele, nicht blos jüngere, sondern auch ältere und ganz alte Individuen, denen der Weichselzopf seit ihrer frühesten Jugend angeklebt hatte.

Des sogenannten Abwachsens der *Plica* geschieht in mehreren Berichten Erwähnung, jedoch ohne nähere Erörterung dieser Erscheinung und ihrer Folgen. Dasselbe gilt von dem freiwilligen Abfallen des Weichselzopfes und von seinem wiederholten Erscheinen oder gänzlichen Verschwinden in diesem Falle. Wir können uns daher nur den Deutungen anschliefsen, welche Beschorner zu diesen Erscheinungen liefert.

Gesundheits- und Leidenszustände der mit dem Weichselzopfe Behafteten. Als Krankheiten, unter deren Vorgange oder in deren Begleitung der Weichselzopf sich häufig zu bilden begonnen hatte, und als deren Residuum er dann bald mit, bald ohne Verschwinden der früheren Zufälle zurückgeblieben sei, werden zunächst rheumatische Affectionen (Gliederreifsen), nächstdem fieberhafte Krankheiten jeglicher Art, *in specie* Nervenfieber, Kopfschmerzen, Zahnschmerzen, Grind und das Wochenbett (Puerperalkrankheiten) genannt. In seltneren Fällen ist starke Gemüthsbewegung, namentlich Schreck, als die nächst vorangegangene Ursache bezeichnet. Ueberall fehlt es jedoch diesen Bemerkungen an den nöthigen Details, um ein Urtheil über den nothwendigen oder zufälligen Zusammenhang zwischen den vorangegangenen Krankheitserscheinungen und der nachfolgenden Haarverfilzung daran knüpfen zu können. Steht es aber besser um die zahlreichen, von Fachgenossen uns aufgetischten Krankheitsgeschichten, oder vielmehr, kann man sich rühmen, aus den von ihnen mitgetheilten Symptomengruppen schon einen solchen Zusammenhang nachgewiesen oder ein der *Plica* eigenthümliches Krankheitsbild geschöpft zu haben?

Ueber den **Gesundheitszustand** der Behafteten nach der Entwickelung des Weichselzopfes finden sich in den Special-Berichten (zumeist jedoch nur ganz kurze) Bemerkungen zu 613, also zu etwas mehr als $\frac{3}{5}$ aller gezählten Fälle. Unter diesen befinden sich 162, also $26\frac{262}{613}$ Proc., bei denen der Gesundheitszustand entweder als vollkommen, oder doch als ziemlich gut bezeichnet wird. Die übrigen litten zum Theil an Gliederreifsen, und diese Klasse ist bei weitem die zahlreichste, zum Theil an Gelenkauftreibung, an Empfindlichkeit gegen die Kälte und gegen Witterungsveränderungen überhaupt, an Contracturen und Lähmungen, bald allgemeineren, bald partiellen, an Zittern der Gliedmaafsen, an Sausen im Kopfe, Schwerhörigkeit oder völliger Taubheit, Kurzathmigkeit, chronischem Husten, Seitenstich, Abzehrung, an Ohrenfliefsen, Augenentzündungen, besonders blennorrhoischer Natur, Blindheit, an epileptischen Anfällen, offenen Schäden, Kopfausschlägen, Flechten. Nur in seltenen Fällen wird auch der *Pica trichomatica* erwähnt, und diese bald auf die Vorliebe für oder die Abneigung gegen gewisse Speisen, bald auf den unwiderstehlichen Hang zum Branntweingenufs bezogen, mit welchem letzteren es jedoch bekanntlich bei der gemeinen Volksklasse seine eigene Bewandnifs hat.

Bemerkenswerther Weise fehlt es übrigens in unseren Zählungstabellen gänzlich an irgend einer Notiz über das von mehreren älteren und neueren Schriftstellern als eben nicht selten geschilderte Vorkommen von Mifsbildungen der Nägel an Händen und Füfsen. Wir selbst erinnern uns indessen auch nur eines einzigen Falles aus dem Anfange unserer ärztlichen Praxis, nehmlich eines ländlichen Bettlers, bei dem beide Arme mit leprösen Borken bedeckt und die Nägel der einen Hand krallenartig gekrümmt und verlängert waren, Alles angeblich in Folge des Weichselzopfs, den er abgeschnitten und nicht wieder bekommen hatte. Diese Verbildung mag daher in der

That in unseren Umgebungen zu den höchsten Seltenheiten gehören.

Erblichkeit und Ansteckungsfähigkeit. Unter dem Volke selbst scheint die Ansicht, dafs der Weichselzopf auch auf erblicher Anlage beruhen könne, wenig oder gar keine Vertretung zu finden. In den seltenen Fällen vielmehr, wo auf dieses Causalmoment einiges Gewicht gelegt wird, thut sich offenbar nur die individuelle Meinung des Berichterstatters damit hervor. Meistens, obschon die Beispiele, dafs mehrere Mitglieder derselben Familie hinter einander aufgeführt werden, in den Listen nicht ganz selten sind, wird dieser Umstand von den Berichterstattenden keiner näheren Beziehung gewürdigt.

Die Ansteckungsfähigkeit ist zwar hier und da erwähnt, es sind jedoch nirgends Thatsachen mitgetheilt, welche diese Behauptung begründen.

Beschorner hat beide, dem Weichselzopf bisher angedichteten Eigenschaften einer gründlichen und, wie wir glauben, ihre Negation siegreich behauptenden Prüfung unterworfen.

Kritische Bedeutung des Weichselzopfes. Für die kritische Bedeutung der *Plica* finden sich in den eingegangenen statistischen Tabellen keine bestimmten Beläge. Zwar wird in vielen Fällen, wie bereits an einer anderen Stelle dieser Arbeit näher gezeigt worden, des guten Gesundheitszustandes der Behafteten nach und seit der Entwickelung des Weichselzopfes erwähnt; gleichwohl ist in keinem einzigen Falle die Genesung des Leidenden von der vorausgegangenen Krankheit mit dem Entstehen der Haarverfilzung in unmittelbare Beziehung gebracht. Bei der Unvollständigkeit und Kürze der betreffenden Notizen in den Berichten lassen sich daher numerische Resultate über diesen Gegenstand, wie bei Beschorner, nicht hervorheben. Der allgemeinen Meinung zufolge sollten allerdings die Zufälle, welche der Bildung der *Plica* vorangehen, bei dem Erscheinen der letzteren verschwinden oder nachlassen, es ergiebt sich aber schon aus der geringen Zahl der angeblich gesunden Zopfträger (26 Pc.), dafs diese Ansicht wenig begründet sei, und überdies findet sich zu den letzteren Fällen häufig genug die Bemerkung, dafs die Genesung nur allmälig, oft erst nach Monden und Jahren eingetreten sei.

Entfernungsarten des Weichselzopfes. Ueber die Art und Weise der Entfernung des ausgebildeten Weichselzopfes und über die Folgen derselben sprechen sich die Zählungsberichte dahin aus, dafs er:

a) entweder von selbst abfällt und zwar bald für immer, bald um in kürzerer oder längerer Zeit wiederzukehren, oder

b) auf künstliche Weise, sei es mit der Scheere, oder durch Abklopfen zwischen zwei Steinen, aber auch hier mit zweifelhaftem Erfolge, entfernt werden kann.

Bei dieser letzteren Art der Beseitigung fügt der Aberglaube des gemeinen Volkes noch verschiedene Cautelen hinzu. Einige nehmen diese Procedur nur unter der Aufsicht sogenannter klugen Frauen, oder am Charfreitage, zur Zeit der Reife des Getreides, bei ab- oder zunehmendem Mondlichte vor, und verlangen noch, bald, dafs der abgeschnittene oder abgeklopfte Zopf ins Feuer, bald dafs er in fliefsendes Wasser geworfen, bald dafs er in Verbindung mit einem Stück Brod oder einer Geldmünze unter einer Schwelle verscharrt oder unter ein Dach gesteckt werde.

Nur in seltenen Fällen ist die gewaltsame Entfernung als gefahrlos und ihr Erfolg als ein dauernder geschildert; in der weit überwiegenden Mehrzahl folgte ihr neues und oft die ersten Zufälle an Gefahr und Hartnäckigkeit übertreffendes Erkranken nach, welchem nicht immer durch die Rückkehr der Haarverfilzung Grenzen gesetzt wurden.

Volksthümliche Behandlung des Weichselzopfes. Die vorherrschende Meinung hinsichtlich der Heilbarkeit des Weichselzopfes, wie sie sich aus den Zählungsberichten ergiebt, ist die, dafs es weder bei den Aerzten, noch unter dem Volke ein Mittel gebe, die sogenannte Weichselzopfkrankheit, d. h. die der Haarverwickelung vorangehenden Zufälle zu heilen, und dafs es daher am gerathensten sei, der Entwickelung der *Plica* keinerlei Hindernisse in den Weg zu legen, sondern sie vielmehr ruhig vorgehen zu lassen. Bei den deutschen Landleuten, und hier und da auch bei den polnischen, steht die Sarsaparillenwurzel in den Ruf, die Zufälle zu mildern, und die raschere Ausbildung des Weichselzopfes zu befördern.

Resumiren wir die Resultate der in vorstehenden Abschnitten einer näheren Erörterung unterlegenen statistischen Ermittelungen, so gewinnen wir folgende *Data*:

1) Das weibliche Geschlecht ist dem Weichselzopf häufiger unterworfen, als das männliche.

2) Das zarteste kindliche und die höheren Lebensalter vom 40sten Jahre ab zeigen die meiste, das jugendliche vom 10 bis zum 20sten Jahre die geringste Disposition für dieses Uebel.

3) Bei dem slavischen Volksstamm ist die Frequenz der *Plica* entschieden gröfser, als bei dem deutschen und jüdischen.

4) Die ähnlichen Beziehungen, in denen der Weichselzopf hinsichtlich seiner Frequenz zu den drei verschiedenen Religionsbekenntnissen, dem katholischen, evangelischen und mosaischen steht, erklären sich aus der zufälligen Coincidenz der Religionsverschiedenheiten mit den nationellen.

5) Der Unterschied in der Frequenz der *Plica* bei der ländlichen und städtischen Bevölkerung ist zum Nachtheil der ersteren so bedeutend, dafs der Einflufs der Kultur auf die Entstehung des Uebels anerkannt werden mufs.

6) Der Weichselzopf ist fast ausschliefsliches Eigenthum der niederen Volksklasse, und kommt in den mittleren Ständen ungleich seltener, in den höheren fast gar nicht vor.

7) Die blonde Haarfarbe scheint die Entstehung des Weichselzopfes vorzugsweise zu begünstigen, was

mit der gröfseren Weichheit und Verwirrbarkeit dieser Haare zusammenhängen dürfte.

8) Die Form der Weichselzöpfe ist durchaus unwesentlich, da sie nach verschiedenen Gegenden zu variiren scheint.

9) Die hiesige Bevölkerung scheint den Unterschied zwischen trockener und feuchter *Plica* nicht zu kennen, da seiner in den Berichten nirgends Erwähnung geschieht. Auch findet die ältere Behauptung vom Bluten der trichomatösen Haare, wenn sie durchschnitten werden, bei uns keine Bestätigung.

10) Als vornehmste Ursache des Uebels beschuldigt die Volksmeinung Hexerei und Bosheit, jene in so fern sie durch bösen Blick, zauberische Formeln oder Tränke, diese indem sie durch Beimischung trichomatischer Materie an Nahrungsmitteln wirksam sein soll. Die gebildetere Klasse verwirft diese Meinung, als dem Aberglauben angehörig, und schwankt mit der ihrigen zwischen den schädlichen Einflüssen der Unreinlichkeit, der warmen Kopfbedeckungen, des Leinölgenusses, der constitutionellen Dyskrasie der Säfte u. s. w. Für die hin und wieder behauptete Erblichkeit und Contagiosität des Uebels fehlt es durchaus an thatsächlichen Beweisen.

11) Die Symptomatologie der sogenannten Weichselzopfkrankheit hat begreiflicherweise durch die, den Zählungstabellen beigefügten Bemerkungen nichts gewonnen. Sie liefern vielmehr nur das bekannte Chaos von Krankheitserscheinungen, unter deren Vorgang,

Anwesenheit oder Nachtritt der Ausbruch des Weichselzopfes gesehen zu werden pflegt.

12) Nicht besser steht es um die kritische Bedeutung des Weichselzopfes, für die es in den einberichteten Fällen durchweg an thatsächlichen Belägen fehlt; ja die verhältnifsmäfsig geringe Anzahl derjenigen Behafteten (26 Proc.), deren Gesundheitszustand nach dem Ausbruch der *Plica* theils als vollkommen gut, theils als erträglich geschildert wird, läfst diese kritische Bedeutung in einem sehr zweifelhaften Lichte erscheinen.

13) Ueber die Zulässigkeit der Entfernung des Weichselzopfes nach erlangter Reife wiederholen sich die alten, bekannten Ansichten; die vorherrschendste betrachtet ihn als ein *Noli me tangere*, und es kommt daher in der Zählungstabelle eine Menge Behafteter vor, die ihn von frühester Jugend an bis ins höchste Alter als Heiligthum bewahrt haben. Andererseits fehlt es aber auch nicht an (wiewohl seltenen) Fällen, wo er bald nach seiner Entstehung ohne alle nachtheiligen Folgen abgeschnitten worden ist.

14) Nach der allgemein verbreiteten Volksmeinung giebt es kein anderes Mittel gegen die Zufälle, welche dem Uebel vorangehen oder seine Entstehung begleiten, als ein ruhiges Gewährenlassen seiner Ausbildung. Die Sarsaparille wird jedoch häufig als ein Mittel verehrt, welches geeignet sei, diese Zufälle zu mildern und die Ausbildung der *Plica* zu beschleunigen.

Wir wollen nun unsere geneigten Leser nicht damit ermüden, dafs wir unserem Führer auf dem hier betretenen Felde durch alle Erläuterungen folgen, vermittelst deren er zu dem Hauptresultate gelangt:

dafs der Weichselzopf nichts weiter als das nothwendige Erzeugnifs einer, durch Volksvorurtheil bedingten Vernachlässigung der Haarkultur, somit an und für sich keine selbstständige Krankheit, folglich auch seine völlige Vertilgung im Wege der Volksbelehrung möglich sei;

denn wir selbst stimmen dieser Ueberzeugung so sehr bei, und der mehrgenannte Schriftsteller hat für die Begründung der seinigen den Gegenstand der Untersuchung so gründlich erschöpft, dafs wir seinen Argumenten wenig oder nichts hinzuzufügen wissen.

Statten wir ihm daher vielmehr hiermit unseren Dank dafür ab, dafs er uns den Weg zu einer besseren Erkenntnifs der Volksplage, die uns hier beschäftigt, lichtvoll geöffnet hat. Dieses Geständnifs legen wir, wenngleich mit aller Freimüthigkeit, dennoch keinesweges unvorbereitet, gleichsam im Sprunge ab, denn wir haben seit langer Zeit mit dem Gegenstande der Untersuchung vielfach verkehrt und die Bedenklichkeiten seiner pathologischen Seite sind uns demnach nicht fremd geblieben. Je tiefer wir in das Gebiet der Weichselzopfliteratur eindrangen, je mehr mufsten wir des bodenlosen Wirrwarrs in den Beobachtungen und Meinungen der Schriftsteller, in besonderer Beziehung aber auf die Behandlung des Uebels der trostlosen Ohnmacht und Unwissenheit der Aerzte inne werden. Und daher hatte schon im Jahre 1827, als wir (in dieses Magazins Bd. 25, Heft 2) das Alter und Vaterland der *Plica polonica* einer historisch-kritischen Untersuchung unterwarfen, sich der Zweifel, ob dem Weichselzopf wirklich ein eigenthümlicher, endemischer Krankheitsprofs zum Grunde liege, oder ob er vielmehr nur als ein natürliches oder künstliches Erzeugnifs der Vernachlässigung und des Vorurtheils zu betrachten sei, ziemlich lebhaft unserer bemächtigt. Aber bekennen wir es nur aufrichtig, wie wir damals von der gangbaren Ansicht, dafs es eine wahre und eine falsche *Plica* gebe, und hierin die Verschiedenheit der Meinungen über das Wesen des Weichselzopfes ihre Erklärung finde, noch nicht befreit gewesen sind, und wie es theils einer längeren eigenen Erfahrung, theils der Bekanntschaft mit Beschorner's Werk und mit den Resultaten der dadurch ins Leben gerufenen ferneren Untersuchungen bedurft hat, um uns jener Befangenheit von grau gewordenen Autoritäten zu entledigen und in den richtigen Gesichtspunkt zu stellen.

Wenn wir von unserer eigenen Erfahrung sprechen, so müssen wir bevorworten, dafs sie eben nicht eine sehr ausgedehnte gewesen sei, denn bei dem Mifstrauen der betheiligten Bevölkerung in die ärztliche Kunst und ihre Gewalt gegen das fragliche Uebel kommt die Gelegenheit, dasselbe ärztlich zu behandeln, nur selten vor. Dagegen können wir versichern, dafs wir diese verhältnifsmäfsig seltene Veranlassung zu desto genauerer Beobachtung benutzt und keine Gelegenheit versäumt haben, den Weichselzopf in seinen verschiedenen Beziehungen zu studiren. So haben wir ihn denn zu den verschiedenartigsten Krankheiten, die wir ihrem Charakter gemäfs behandelten, hinzutreten gesehen, und dann in Beziehung auf diese Zugabe die mittlerweile Genesenen gewöhnlich, die fortdauernd Siechen sehr oft ihrem Schicksal überlassen müssen, aus diesen und vielen anderen Fällen aber, wo wir Gelegenheit hatten, die Behafteten über ihren früheren Gesundheitszustand zu befragen und das *Corpus delicti* zu untersuchen, folgende Belehrungen für uns abstrahirt:

1) Es fehlt bis auf den heutigen Tag noch an einer eigenthümlichen Symptomatologie des Weichselzopfes, an einem specifischen Krankheitsbilde, man mag nun die Krankheitserscheinungen, welche seiner Entwickelung in den verschiedenen Füllen vorangehen, oder seine eigene Beschaffenheit ins Auge fassen. Weder die Schriftsteller, welche über ihn geschrieben haben, liefern uns eine Beschreibung eigenthümlicher Krankheitsphänomene, noch ist es uns selbst jemals beschieden gewesen, dergleichen aufzufinden. Die sehr verschiedenen Zufälle, welche der trichomatischen Haarverfilzung vorangehen, sie begleiten oder ihr folgen, lassen sich vielmehr jederzeit unter längst bekannte, überall vorkommende, aber anderwärts in keiner Gemeinschaft mit dem Weichselzopf auftretende Krankheitsfamilien oder Species subsumiren, und die Haare selbst erleiden wäh-

rend und nach ihrer Verfilzung keine so specifische Veränderung, dafs diese letztere sich nicht vielmehr ganz ungezwungen aus ihrer, durch Vernachläfsigung und absichtliche oder zufällige Verunreinigung veränderten Beschaffenheit erklären liefse. Es giebt daher auch keinen falschen Weichselzopf im Gegensatz zu dem ächten, und seine Trockenheit oder Feuchtigkeit hängt ebenfalls nur von zufälligen Umständen ab.

Auch die Geschwürsformen, welche so häufig bei den mit Weichselzopf behafteten Personen angetroffen und ihm allein zugeschrieben werden, entbehren durchaus jeden specifisch-trichomatischen Charakter; sie sind vielmehr bald gichtischer, bald rheumatischer, skrofulöser, lepröser, herpetischer, pseudo-syphilitischer oder abdomineller Natur. Die letzteren namentlich werden begreiflicherweise, weil die gemeine Volksklasse dem Branntweingenufs oft zügellos fröhnt, häufig genug neben der *Plica* angetroffen, und aus Vorurtheil nicht weniger ängstlich gepflegt, als diese selbst. Die Rachengeschwüre der Zopfträger sind fast immer secundär-syphilitischer oder pseudo-syphilitischer Natur und weichen einer dieser letzteren angemessenen Behandlung.

Will man nun den Weichselzopf einer besondern, endemischen oder nationellen Dyskrasie zuschreiben, und diese Erklärung dürfte, wenn er als eine Krankheit *sui generis* betrachtet werden soll, doch noch die nächstliegende sein, so ist der Mangel eines damit verbundenen Geschwürs von specifischem Charakter immer eine auffallende, durchaus anomale Erscheinung, die unter den Gründen gegen die pathologische Natur des Weichselzopfes eine wichtige Stelle einzunehmen geeignet sein dürfte.

2) Es läfst sich ein kritisches Verhältnifs zwischen dem Weichselzopf und den Krankheitserscheinungen, welche seiner Entwickelung vorangehen, durchaus nicht nachweisen.

Abgesehen davon, dafs die Zahl derjenigen Personen, deren Gesundheit sich nach seiner Bildung mehr oder weniger vollständig wiederherstellt, eine verhältnifsmäfsig sehr geringe ist, sieht man ihn nicht nur öfters ganz ohne alle Vorboten entstehen, aber in diesem Falle angeblich nicht minder empfindlich gegen die Scheere und den Kamm, als in anderen, sondern auch zumeist die Genesung so langsam eintreten, dafs die Zeit an und für sich zu ihrer Erklärung hinreicht. Schon hier entspricht der Verlauf des Leidens und seine vermeintliche Folge, die Ausbildung des Zopfes, kaum dem Begriff eines kritischen Zusammenhanges; wo aber vollends die ursprüngliche Krankheit nach der Entstehung der Haarverfilzung noch fortdauert, oder gar neue Leiden in ihrem Gefolge auftreten, kann gar nicht mehr die Rede davon sein.

Diese letzteren Vorgänge aber mit Störung der von der Natur beabsichtigten kritischen Ablagerung erklären zu wollen, wird Niemandem einfallen, der die ängstliche Sorgfalt kennt, mit welcher der längst erwartete Gast von den Kranken bewillkommnet und gepflegt wird, und welche daher alle Bedingungen zur Förderung einer kritischen Bewegung und Ausscheidung zu erfüllen bedacht ist.

Hierzu kommt noch die Betrachtung, dafs es keine Krisen giebt, die nicht durch Organe der Secretion und Excretion vermittelt würden, diese letztere Eigenschaft aber den Haaren vermöge ihrer Structur gänzlich abgeht. Nun werden zwar gewöhnlich viscide Schweifse als die eigentlichen Träger der kritischen Ausscheidung der trichomatischen *Materia peccans* und zugleich als die Ursache der Verkleisterung, *resp.* Verfilzung der Haare genannt, allein diese Schweifse fehlen nicht nur sehr häufig da, wo die schönsten und dem Anschein nach wohlthätigsten Weichselzöpfe sich bilden, sondern sie unterscheiden sich auch, wo sie vorkommen, durch Nichts von anderen Schweifsen.

Der Behauptung endlich, dafs der Weichselzopf als eine endemische Krise der verschiedenartigsten, in dem Weichselzopfgebiete vorkommenden Krankheiten zu betrachten sei, steht nun zwar schon die eben erörterte Unfähigkeit des Haares für die Vermittelung kritischer Vorgänge entgegen, aufserdem aber widerspricht ihr auch eine gesunde Kritik. Welche endemischen Eigenthümlichkeiten gehören wohl dazu, um die besondere Disposition dieser Krankheiten, sich in einer Weise zu entscheiden, wie sie selbst oder auch nur dem Aehnliches sonst nirgend vorkommt, zu erklären?! Und müfsten nicht gerade die neuen Ansiedler im Weichselzopflande dieser endemischen Einflüssen am leichtesten unterliegen während die Erfahrung von ihnen gerade das Gegentheil lehrt?

3) Aus demselben Grunde mufs überhaupt ein endemischer Einflufs auf die Entstehung des Weichselzopfs, soweit derselbe von klimatischen, atmosphärischen und tellurischen Verhältnissen herzuleiten wäre, in Abrede gestellt werden.

4) Eben so wenig kann die Ursache in der Lebensart, Wohnung, Kleidung oder in den Gewohnheiten der Bevölkerung gesucht werden, da sie dies Alles mit hundert anderen Gegenden der Erde gemein hat, wo der Weichselzopf dennoch nicht vorkommt, andererseits aber auch in dem Weichselzopfgebiete selbst, theils nach ihren nationalen Elementen, theils nach ihren bürgerlichen Verhältnissen, die wesentlichsten Verschiedenheiten in sich selbst darbietet, denen zwar ein Einflufs auf die Frequenz der *Plica* nicht abgesprochen werden kann, die jedoch ihre Entstehung keineswegs ausschliefsen. Der Grund, weshalb der Weichselzopf in den hoheren Ständen, und nächstdem bei der germanischen Bevölkerung überhaupt ungleich seltener angetroffen wird, als be dem niederen Volke und bei den Einwohnern slavischer Abstammung, kann daher nur einerseits der höheren Kultur, andererseits dem Volksvorurtheil, welches hinter jeder Krankheit, die sich nicht rasch zur Genesung wendet, den versteckten Weichselzopf wittert, beigemessen werden.

So vorbereitet haben wir das Buch von Beschorner gelesen, und dasselbe sogleich als die Morgenröthe einer endlichen Verständigung unter den Aerzten über die Geheimnisse des Weichselzopfes begrüfst. Der Verfasser selbst sieht den hartnäckigen Kampf voraus, mit dem ihn die geharnischte Schaar der von ihm angegriffenen Meinungen oder Vorurtheile und ihre Vertreter überziehen werden. Wir aber stehen nicht in dieser Phalanx, da wir uns bereits freimüthig zu früheren Irrthümern bekannt haben, und jetzt unsere Freude nicht verhehlen, dafs wir im Stande gewesen sind, die Behauptungen des Verfassers durch die Resultate unserer eigenen Erfahrung und durch eine neue Reihe analoger statistischer Untersuchungen zu bestätigen.

Dennoch müssen wir, der historischen Wahrheit die Ehre zu geben, darauf aufmerksam machen, dafs Beschorner nicht der erste sei, der das nationale, jetzt auch bereits auf viele deutsche und jüdische Einsassen übergegangene Vorurtheil in den Vordergrund der Ursachen des Weichselzopfes, und ihn selbst als das Erzeugnifs der dadurch genährten Vernachlässigung der Haarkultur hingestellt hat. Schon lange vor ihm, um die Mitte des 17. Jahrhunderts, ist diese Meinung von Wilhelm Davisson geltend gemacht worden *). Dieser Schriftsteller sagt näm-

*) *V. Commentariorum in Petri Severini Dani ideam medicinae philosophicae prodromus. Opera et studio Wilhelmi Davissoni. Hagae Comitis* 1660. 4to. *pag.* 450. *De plica polonica, morbo ex superstitiosarum mu-*

lich a. a. O. mit dürren Worten: „Die *Plica* ist keine Krankheit, sondern das Erzeugnifs einer, durch abergläubische Furcht und durch Vorurtheil entweder zugelassene oder auch künstlich beförderte Haarverfilzung, welche man, wenn es dem Aberglauben der Mutter oder der Amme also gefällt, schon bei Kindern antreffen kann."

Er behauptet ferner, die *Plica*, und zwar bis zur Gröfse eines Biberschwanzes, in mehr als 60 Fällen ohne allen Nachtheil abgeschnitten zu haben, erklärt ihr Entstehen in langwierigen Krankheiten, von denen besonders die syphilitischen an der Tagesordnung seien und häufig unter der Maske der *Plica* verheimlicht würden, für eine natürliche, zu diesen Krankheiten in gar keiner Beziehung stehende Folge einer langen, theils zufälligen, theils absichtlichen und durch die Mittel alter Weiber beförderten Vernachlässigung und Verunreinigung des Haares, findet es daher unsinnig, die Ursachen des Weichselzopfes in den inneren Theilen oder in den Säften zu suchen, da er weder zu jenen noch zu diesen die geringste Beziehung habe, sondern einzig und allein von der Willkühr des Kranken abhängig sei, und leitet endlich die stechenden Schmerzen, welche bei dem Versuche, die verfilzten Haare zu entwirren, entstehen, von der durch Zerren gesteigerten Em-

---

licrum cerebro nato et in credulos aliquos medicos transplantato, tractatus. Dieses Buch ist selten, befindet sich aber auf der Danziger Stadtbibliothek.

pfindlichkeit, das Bluten der Haare aber von den Grindern und Läusen ab, die sich dem Weichselzopf häufig beigesellen. Und in einer späteren, durch die etwas derbe Erwiederung auf diesen Traktat von Plemp und dem Bischof Skuminowski [1]) hervorgerufenen anonymen Schrift [2]) fügt er unter Wiederholung dieser Ansichten noch die von seiner Beobachtungsgabe zeugende Bemerkung hinzu, „dafs die *Plica* ihren Sitz immer in den Extremitäten der Haare, nie aber in der Nähe ihrer Wurzeln habe, von denen sie jederzeit einen oder mehrere Zolle entfernt sei, und dafs die Verfilzung, wenn die *Plica* eine vom Körper ausgehende Krankheit wäre, gleich an der Kopfschwarte beginnen müfste."

Hierdurch und dafs diese Ansichten über das Wesen des Weichselzopfes auch noch in späterer Zeit von einem Ungenannten in den Breslauer Sammlungen von Natur und Medicin, August 1724, ferner von Conrad Sprengell [3]), Landeutte [4]), Hirschel [5]), Langguth [6]), Kreuzer [7]), Hirsch

---

[1]) *Vopisci Fortunati Plempii de affectibus capillor. et unguium tractatus apospasmaticus. Lovanii* 1662. *4to.*

[2]) *Theophrasti Veredici Scoti Plicomastia, s. plicae e numero morborum ἀπόσπασμα. Dantisci* 1668. *4to.*

[3]) *Philosoph. Transact. Vol.* 37. 1731—32 *No.* 417 *p.* 51.

[4]) *Journal de Médecine, Chirurg. et. Pharm. par Vandermonde. Paris* 1761. *T. XV. pag.* 330.

[5]) Briefe über verschiedene Gegenstände aus dem Reiche der Arzenei-Wissensch. 2. Theil. Berlin 1769. 4. Brief.

[6]) *de Plica XIV pedum rarissima programma. Viteberg* 1776.

[7]) Petersburger Journal v. J. 1778 *pag.* 442.

Enoch [1]), Roussille-Chamseru [2]), Boyer [3]), Larrey [4]), Louyer de Willermay [5]), Gadowski [6]), Wolff [7]), Pupke [8]), Kerkhoff [9]) und Anderen, bald in weiterem, bald in engerem Umfange vertheidigt worden sind, soll jedoch Beschorner's grofses Verdienst, sie von Neuem zur Sprache gebracht zu haben, keineswegs geschmälert werden.

Ganz unläugbar hat er dies auf eine ungleich

---

[1]) *de dubio plicae polonicae inter morbos loco. Diss. Francof. ad Viadr.* 1801.

[2]) *Bulletin de l'Ecole de Médecine de Paris* 1807 *No. VI. Sedillot, Recueil périodique de la Société de Méd. de Paris. T. XXX. pag.* 62. *T. XXXIV. pag.* 161. und *T. XXXV. pag.* 248. *Memoires présentées à l'Institut des Sciences, Lettres et Arts par divers savans. Sc. mathématiques et physiques T. II. pag.* 132.

[3]) *Nouveau Bulletin des Sciences pour la Société philomalique de Paris T. I. No.* 6. *pag.* 110. übers. in Harlefs Journ. d. ausl. med. Literatur Bd. 8. St. 2. S. 148 u. in Hufeland's Journal Bd. 28. St. 4. S. 8—13.

[4]) *Memoires présentées à l'Institut des Sciences etc. Sc. mathém. et phys. T. II. pag.* 203, *cf.* Harlefs Journ. Bd. 8. St. 2., ferner in Larrey's med.-chir. Denkw. a. s. Feldzügen. Deutsch. 1. Bd. Leipzig 1813. S. 431. 2. Bd. 1819. S. 9.

[5]) *Sedillot Rec. périodique T.* 35 *pag.* 243.

[6]) *Dissert. sur la plique polon. Paris* 1814 und *Bulletin de la faculté de Méd. de Paris* 1818. *No. II. pag.* 36.

[7]) Ist der Weichselzopf eine Krankheit? in Hufeland's Journ. Bd. 40. St. 3. S. 93.—111. *cf. Sedillot Rec. pér. T.* 55. *pag.* 173. u. 282 und *Roczniki Towarzystwa W. K. W. N. T.* 10 *w. Warszawie* 1817. *pag.* 488.

[8]) *de Plica polonica. Dissert. Halae* 1819.

[9]) *Medical Transact. publ. by the College of Physicians in London Vol. VII. No.* 3. 1820.

gründlichere und eindringlichere Weise gethan, als alle seine Vörgänger, ja seine statistischen Untersuchungen haben den Gegenstand in ein ganz neues und so helles Licht gestellt, dafs wir die Hoffnung aussprechen dürfen, es werde damit allen früheren Mystificationen ihr Ende bereitet sein. Der Kampf, den die Anhänglichkeit an hergebrachte und angelernte Meinungen gegen diese Leuchte erheben möchte, wird, wie der Verf. richtig geahnt haben möge, wie ein Gewitter zur Zeitigung der Früchte beitragen. Wir wünschen ihm von Herzen Glück zu dem Anlauf, den er genommen, fürchten aber, dafs die heutige Generation den Sieg der Wahrheit über Gespensterfurcht nicht erleben werde.

Fragt man nun aber, wie es zugegangen sei, dafs die *Plica* überhaupt als eine neue pathologische Erscheinung in die Nosologie eingeführt werden konnte, so lassen sich bei der Dunkelheit, welche über die früheste Geschichte dee Weichselzopfes verbreitet ist, nur Vermuthungen aufstellen. Und hier müssen wir zuvörderst neben dem polnischen Weichselzopf oder richtiger dem Koltun, wie er in Polen ursprünglich genannt wurdo und noch heute genannt wird, auch von einer ganz ähnlichen Erscheinung Notiz nehmen, die unter dem Namen Marenflechte und Schrötleinszopf in Deutschland, namentlich in den Rheinländern, schon zu der Zeit bekannt war, als durch Sassoni (Hercules Saxonia), Minadous und andere Aerzte der medizinischen Schule zu Padua, die ersten Nachrichten von der Existenz der polnischen Affection im Auslande bekannt wurden, und hier den Reigen einer voluminösen Literatur eröffneten.

Denn was den polnischen Koltun betrifft, so haben wir zwar bereits an einem früheren Orte (in diese mMagazin 1827), gestützt auf die Nachrichten bei Erasmus Sixtus, Petrycy und Lorenz Starnigel die Periode zwischen 1585 und 1595 als die wahrscheinlichste Epoche seines ersten Auftretens in den slavischen Ländern, und die Kreise Sambor und Stry des heutigen österreichischen Galliziens als seine Wiege bezeichnet. Allein wir sind später durch Chlędowski (in dessen Bemerkungen zur Abhandlung des Dr. Weese über den Weichselzopf in Rust's Magazin, abgedruckt in dem Magazin für Heilkunde und Naturwissenschaft in Polen, herausgegeben von Dr. Leo, 1. Jahrgang 3. Heft S. 396 u. f. Warschau 1828) belehrt worden, dafs bereits Woyciech (Albrecht) Oczko, ein bis dahin uns unbekannt gebliebener Schriftsteller, Leibarzt des Königs Stephan Bathory, in einem 1581 herausgegebenen Werke über die venerische Krankheit, des Koltuns, als einer seit etwa zehn Jahren in dem gebirgigen Rufsland aufgetretenen Krankheit erwähnt, folglich das Alter desselben wenigstens bis auf das Jahr 1570, wenn nicht noch weiter zurückgeführt werden müsse, und dafs das ehemalige Ländchen Pokutien, welches die ältesten Nachrichten übereinstimmend als seine erste Wiege nennen, nicht in der von uns bezeichneten Gegend, sondern in dem südlichen Theil des Haliczer Landes hinter dem Dniester, zwischen den Flüssen Bystrzyca und Czeremasz zu suchen sei, wo auch ein Städtchen Gwozdziec, also mit derselben Benennung zu finden, welche den Koltun, so lange er in den Gliedern steckt, bezeichne.

Der rheinländischen Marenflechte oder Marenlock dagegen erwähnt bereits Joh. Georg Schenck in dem von ihm herausgegebenen Werke seines Vaters (*Joannis Schenkii a Grafenberg Observ. medicarum Libri VII. Basil.* 1584, *Francof.* 1609, *fol. T. I. Lib. I. de Capite p.* 6. *de Tricis incuborum*) als einer im Breisgau, im Elsafs, in Belgien und anderen Rheingegenden fast endemischen und unter dem gemeinen Volke sehr bekannten Krankheit, und da er ausdrücklich hinzufügt, dafs viele Personen, die er damit behaftet sah, sie ihr ganzes Leben hindurch getragen haben, so mufs man ihren Ursprung am Rhein wenigstens noch um 30 Jahre hinter die Zeit der Herausgabe des Schenck'schen Buches zurückversetzen, wonach sie folglich dem polnischen Koltun im Alter noch vorangeht *).

Sassoni bezog sich auf diese Schenck'sche

*) Chlędowski hat uns a. a. O. den Vorwurf gemacht, dafs wir in der angezogenen Abhandlung diese Notiz über das frühere Vorkommen der *Plica* in den Ländern aufserhalb Polen übersehen haben, und wir müssen ihn hinnehmen, weil wir damals verabsäumt hatten anzuzeigen, dafs es unsere Absicht war, in einem spätern, unveröffentlicht gebliebenen Artikel die Geschichte des Weichselzopfes in anderen Ländern zu beleuchten. Jene Abhandlung war nur dem polnischen Koltun gewidmet.

Beobachtung, um damit seine Behauptung zu unterstützen, dafs die *Plica* keine neue, und am wenigsten eine der polnischen Nation eigenthümliche Krankheit sei, und es bedurfte gar nicht seiner gleichzeitigen Berufung auf die ganz unbrauchbare Beobachtung von Stadler, da diese nichts weiter enthält, als die Beschreibung eines ungekämmten und verwilderten Bartes, der zu keinerlei Krankheitserscheinungen in Beziehung stand. Wenn aber Chlędowski anführt, dafs auch Roderich Fonseca (*Consultt. medicae, Venetiis* 1618 und 1628 *fol. Cons. 1ma pro Plica polonica)* in Beziehung auf das Vorkommen des Weichselzopfes im Auslande dasselbe behauptet habe, so müssen wir ihm widersprechen, denn die bezügliche Stelle läfst diese Erklärung nicht zu. Wir selbst kennen nur die Ausgabe von 1628 (*Venetiis ap. J. Guerilium*) und führen das Citat daher nach Chlędowski an, dem die Frankfurther Ausgabe von 1625 vorlag: Hier heifst es wörtlich: *Dicitur autem morbus novus Poloniae, quia in ea nunquam visus est, nisi nostris temporibus, per annos LX antea licet in aliis regionibus, illi propinquis, prius pullulaverit.* Es ist also nicht von dem entfernten Auslande, sondern von den Nachbarprovinzen, wahrscheinlich von Roxolanien und Pokutien die Rede, wo auch Sassoni die *Plica* viel früher als in dem eigentlichen Polen vorkommen läfst, und man darf nicht vergessen, dafs damals noch beide genannten Landstriche als russische von den polnischen Ländern unterschieden wurden.

Wie dem aber auch sei, so bleibt das Zeugnifs Schenck's über die frühere Verbreitung der Marenflechte am Rhein unangetastet stehen, und es mufs ferneren Nachforschungen überlassen werden, den merkwürdigen Umstand aufzuklären, dafs er bis jetzt der einzige bekannte Gewährsmann für die endemische Herrschaft der rheinischen *Plica* in jener frühen Zeit geblieben ist. Unsrerseits zum wenigsten müssen wir bekennen, dafs uns bis jetzt kein zweites Zeugnifs dafür aufgestofsen ist. *)

Bemerkenswerth ist es ferner, dafs Schenck, dem der polnische Koltun noch ganz unbekannt war, seine eigene Meinung über die Natur der damals von ihm so häufig beobachteten Marenflechte nicht näher ausspricht, sondern vielmehr, nachdem er der ängstlichen Scheu des grofsen Haufens gegen jede gewaltsame Entfernung der Marenlocke erwähnt hat, sich hinzuzufügen begnügt: *Vulgus etiam, si in tales (scil. tricas) incidere contingat, statim de occulto aut latente atque difficili aliquo capitis malo, easdem suspectas habent. Qua in re, num superstitio experientiam, an vero experientia superstitionem convincat, ad judicium meum nunc non revocam.*

Deutlicher dagegen sprechen sich die älteren polnischen und mehrere der paduanischen Aerzte über

*) Man wird hiernach versucht, anzunehmen, dafs die *Plica* am Rhein schon bald nachher gänzlich verschwunden sei, ob in Folge früher Losreifsung von Vorurtheilen, ist die Frage. Schenks Apostroph an den Aberglauben scheint für ihre Bejahung zu sprechen.

das Wesen der *Plica* aus, indem sie dieselbe ohne allen Rückhalt mit der venerischen Seuche in nahe Verbindung bringen. Unter diesen eröffnete Julius Recalchi (pseudonym in der Schrift: *Lucii Laelii Fulginatis de Sarmatica lue consultatio. Ferrarii* 1600. 4*to.*) den Streit und veranlaſste dadurch, noch in demselben Jahre die Gegenschrift von Andreas Posthumus a Grafenberg (*Septem morborum ad Sarmatas dialogus, in quo novae luis Pocutiensis, quam cirrorum naturam vocant, natura et essentia examinatur. Vicentiae* 1600. 4*to.*). Von den gelehrteren polnischen Aerzten aber war, wie Chlędowski (l. c. pag. 407, Note 2) versichert, die Meinung, daſs die *Plica* syphilitischer Natur sei, allgemein adoptirt. Sleszkowski habe (1600) die Franzosen und die *Plica* mit gleichen Mitteln geheilt und Ciachowski, ein anderer berühmter Praktiker (1624) dafür gehalten, daſs beiden Krankheiten dasselbe Gift zum Grunde liege. „Diese Krankheiten," führt Chlędowski fort, „plagten Polen damals (zu Anfang des 17. Jahrhunderts) furchtbar. Die Aerzte wuſsten nicht damit umzugehen, und das weibliche Geschlecht unterhielt dieselben durch seine Zügellosigkeit und eine fast unglaubliche Verderbtheit der Sitten, wovon wir leider die zahlreichsten Beweise haben."

Fügen wir diesen so entschieden ausgesprochenen Behauptungen noch die bereits oben angeführte Bemerkung des Davisson hinzu, daſs die *Plica* sich nicht nur häufig den, auch zu seiner Zeit sehr verbreiteten syphilitischen Krankheiten beigesellt, sondern auch gar oft dazu gedient habe, um unter ihrer Maske diese letzteren zu verheimlichen, lesen wir ferner mit Aufmerksamkeit die Schilderung der dem Weichselzopf zugeschriebenen Zufälle in dem bekannten Briefe des Lorenz Starnigel an die Professoren zu Padua (bei Sassoni und wieder abgedruckt in unserer Abhandlung in diesem Mazazin a. a. O.), so liegt gewifs nichts Gewagtes in der Vermuthung, dafs die Verbreitung der venerischen Seuche unter dem russisch-polnischen Landvolke in der That, sei es durch die damit so häufig verbundene Unsauberkeit, sei es durch die Langwierigkeit der secundären Zufälle und des davon abhängigen Krankenlagers, dem Anfangs zufälligen, späterhin durch mangelhafte Beobachtung, Vorurtheil, Aberglauben und Absichtlichkeit unterhaltenen und beförderten Auftreten des Koltuns den wesentlichsten Verschub geleistet habe. Und bei der Aehnlichkeit der Erscheinungen, welche nach Schenck im Gefolge der rheinischen Marenlocke auftraten, müssen wir dieselbe Vermuthung auch auf dieses Uebel ausdehnen, welches übrigens in seiner endemischen Ausbreitung längst verschollen ist.

Diese Conjectur hat aber nicht blos ein historisches, sondern auch ein praktisches Interesse, denn theils erklärt sie uns die Widersprüche der früheren Beobachter hinsichtlich der Wirkungen des Mercurialgebrauchs bei der *Plica*, theils können wir noch heute einen guten Theil der vermeintlichen Weichselzopfkranken mit ihren versteckt-trichomatischen Zufälen der Klasse der secundär-syphilitischen oder der pseudo-syphilitischen überweisen. Und wenn diese Kranken auch heute nicht mehr, wie zu Davisson's Zeit, den Weichselzopf als Maske für die ihnen beiwohnende Syphilis benutzen, so sind sie dagegen im Laufe der Zeiten dahin gelangt, die Zufälle, welche die letztere in ihrem verlarvten Zustande mit sich führt, lediglich für trichomatische zu halten. Hierauf dürfte also sowohl in den Belehrungsschriften, welche dem Volke gewidmet werden möchten, als auch bei der Behandlung einer grofsen Zahl angeblich trichomatischer Leiden, besondere Rücksicht zu nehmen sein.

FSC
www.fsc.org
MIX
Papier | Fördert gute Waldnutzung
FSC® C083411

Kolibri 360 GmbH
Ferdinand-Jühlke-Straße 7
99095 Erfurt, Deutschland
produktsicherheit@kolibri360.de